AF233684

ÉTUDES CLINIQUES

SUR L'EMPLOI

DE L'ÉLECTRISATION LOCALISÉE

POUR LE DIAGNOSTIC

DES SURDITÉS CURABLES

PAR M. LE Dr R. PHILIPEAUX

Membre de la Société impériale de médecine de Lyon, lauréat de l'Académie des sciences,
De l'Institut impérial de France, de l'Académie impériale de médecine de Paris,
De la Société des sciences médicales et naturelles de Bruxelles,
Ancien interne des hôpitaux civils de Lyon,
Ancien prosecteur adjoint à la Faculté de médecine de Montpellier,
Membre correspondant de plusieurs sociétés savantes, etc.

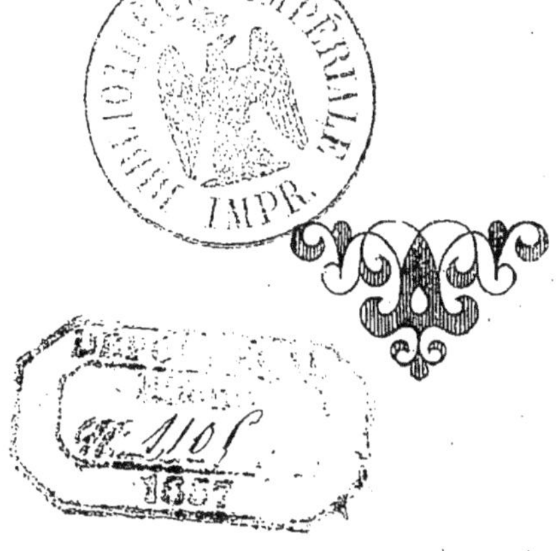

LYON
IMPRIMERIE D'AIMÉ VINGTRINIER,
QUAI SAINT-ANTOINE, 36.

1858.

ÉTUDES CLINIQUES

SUR L'EMPLOI

DE L'ÉLECTRISATION LOCALISÉE

POUR LE DIAGNOSTIC

DES SURDITÉS CURABLES.

Tous ceux qui se sont occupés d'une manière spéciale du traitement de la surdité, ont été frappés du peu de succès obtenus par les moyens thérapeutiques connus. Ils savent aussi que la plupart des insuccès proviennent de ce que les malades, en général, réclament trop tardivement les secours médicaux et de ce que les maladies de l'oreille étant extrêmement complexes, il est très-difficile de mettre en usage la médication appropriée.

En général, les malades atteints de surdité ne s'adressent aux médecins que lorsque le mal se trouve invétéré, ou bien lorsqu'ils ont perdu en grande partie la perception des sons. Quelques-uns, qui pourraient être facilement guéris dès le début de leur infirmité, ne veulent point se soumettre à des médications locales et générales, qui dérangeraient leur manière de vivre. Il suffit d'avoir été consulté par quelques sourds pour se convaincre de la vérité de ces propositions. A vos interrogations ils répondent que longtemps avant de perdre l'ouïe, ils ont eu des bourdonnements passagers et auxquels ils n'ont pris garde ; qu'ils ont eu des alternatives de mal et de bien ; mais que les symptômes qu'ils éprouvaient les affectaient trop peu pour réclamer de la médecine des secours dont ils espéraient pouvoir se passer. Si maintenant l'on songe au grand nombre de malades que l'on ne peut guérir, vu l'insuffisance de nos moyens pour retrouver la nature de la maladie ; si l'on considère combien le diagnostic local des surdités est peu avancé, on comprendra aussi le peu de succès des médications généralement employées, et pourquoi des médecins qui se sont spécialement occupés de la surdité, finissent par abandonner ces études, le plus souvent stériles, ou dont les quelques résultats heureux sont loin d'être en rapport avec les travaux pénibles et fatigants qu'ils ont nécessités.

Cependant, quoique le traitement des surdités soit une partie de la thérapeutique le moins avancée, on peut, guidé par des recherches que je vais faire connaître, débrouiller un peu l'obscurité qui a régné jusqu'ici, et obtenir, à leur aide, des résultats assez positifs.

Disons tout d'abord que le but de ce mémoire est de faire connaître un signe, à l'aide duquel on peut, je crois, constater si un individu atteint de surdité peut être guéri, ou bien si sa maladie est du genre de celles contre lesquelles les médications locales et générales viennent échouer. Envisagée à ce point de vue, la question, comme on le voit, présente un intérêt tout particulier, car si j'arrive à démontrer qu'il est un phénomène qui indique la curabilité des affections de l'oreille, le médecin, n'ayant plus à s'occuper que des malades curables, aura certainement plus de chances de succès dans sa thérapeutique, puisqu'il ne s'adressera qu'à des lésions contre lesquelles l'art peut être puissant.

On a distingué plusieurs espèces de surdité par rapport à l'état général ; telles sont celles dites : catarrhales, rhumatismales, syphilitiques, scrofuleuses, hystériques, etc. Par rapport à l'état local, on a étudié séparément celles qui proviennent d'obstructions du conduit auditif externe, d'inflammation de la caisse du tympan et des cellules mastoïdiennes, d'inflammations ou d'oblitérations de la trompe d'Eustache, d'affections cérébrales, etc.

Toutes ces distinctions capitales méritent d'être prises en grande considération ; car quel est le médecin qui, en présence d'une surdité de cause générale, espèrerait la guérir en employant seulement une médication locale ? Mais si ces divisions nous permettent d'appliquer à chaque surdité le traitement qui semble devoir le mieux réussir, elles ne nous apprennent que fort peu de chose sur l'état des nerfs de l'intérieur de l'oreille. Elles nous indiquent bien qu'en présence d'un malade atteint d'affection syphilitique avec perte de l'ouïe, il faut recourir à une médication générale et locale appropriée ; mais elles se taisent sur l'état des nerfs qui président à la sensibilité générale et spéciale de l'ouïe. Il est cependant de la plus haute importance de pouvoir reconnaître si ces nerfs sont lésés matériellement, ou s'ils n'ont perdu que momentanément l'usage de leurs fonctions, par suite des lésions graves qui existent dans les tissus qui les entourent.

Pour constater l'état des nerfs, on a eu jusqu'ici recours à deux signes importants du reste, mais qui sont loin de nous bien fixer à cet égard. Le premier consiste à se servir de la montre appliquée sur ou près du pavillon de l'oreille, afin de mesurer exactement la diminution de l'ouïe ; mais ce moyen de diagnostic est infidèle ; car, s'il nous apprend le degré d'abaissement de l'ouïe, il ne nous indique pas si sa diminution tient à une altération du nerf ou à un trouble fonctionnel de cet organe. De plus, qu'un polype ou une végétation siége dans l'intérieur du conduit auditif externe, l'ouïe sera singulièrement diminuée, ce que démontrera parfaitement l'usage de la montre : il y aura, dans ce cas, surdité ; et cependant les nerfs seront à l'état intact, puisqu'il suffira de faire disparaître ce corps étranger pour rendre à l'ouïe l'intégrité complète de ses fonctions.

Il y a environ un an, on m'amena une demoiselle de 14 ans, qui présentait une végétation de forme polypeuse, située au fond du conduit auditif externe ; l'ouïe était complètement perdue, puisque cette jeune fille n'entendait en aucune manière les battements de la montre appliquée sur son oreille. J'excisai cette végétation, et j'en détruisis les racines par l'application de la pâte au chlorure de zinc laissée en place pendant trente-cinq minutes. Dès que l'eschare fut tombée, la surdité disparut complètement, puisqu'elle entendait alors la montre à un mètre de distance. Depuis lors la surdité n'est pas revenue.

Astley Cooper a proposé, comme moyen de diagnostic des surdités qu'il appelle nerveuses, l'application de la montre dans l'intérieure de la bouche. « Si, dit-il, un malade atteint de surdité n'entend point alors ses battements, on peut diagnostiquer une surdité consécutive à une altération du nerf, et, par suite, une surdité plus ou moins incurable. » Ce signe ne peut avoir qu'une médiocre valeur ; car il est des individus qui sont sourds et curables, comme j'ai occasion de l'observer souvent, et qui cependant ne perçoivent pas les battements de la montre placée dans l'intérieur de la bouche. Et puis, il nous est impossible de diagnostiquer aisément si le nerf est malade, ou bien si les désordres intérieurs de l'oreille n'ont pas amené comme conséquence la paralysie momentanée de l'organe de l'ouïe.

Ces deux signes laissant dans l'esprit des médecins de grandes obscurités, il n'est pas étonnant que les auteurs n'y aient attaché qu'une faible importance, et qu'ils n'aient pu nous guider jusqu'ici pour reconnaître la curabilité de telle ou telle surdité.

Si chez un individu bien portant et dont l'ouïe n'a subi aucune altération on recherche quelle est l'action physiologique de l'électricité sur les nerfs de l'intérieur de l'oreille, on constate, en suivant le procédé que je vais indiquer, qu'au moment où le fluide galvanique pénètre dans la caisse du tympan, le malade accuse instantanément, d'abord une douleur à ce niveau, et ensuite une sensation plus ou moins agréable, et si la dose de l'électricité est plus forte, une sensation gustative et une cuisson à la pointe et sur la partie antérieure des bords de la langue. Ce phénomène, qui a été constaté par MM. Duchenne, Longet, etc., prouve évidemment que l'électricité agit sur les nerfs de l'intérieur de l'oreille et en particulier sur la corde du tympan. Or, comme cette dernière communique avec le nerf lingual, il n'est pas étonnant que la sensation produite par l'électricité soit perçue et dans l'intérieur de l'oreille et au sommet de la langue.

Ces médecins ont encore constaté que, lorsqu'ils faisaient traverser, sur un animal vivant, l'intérieur de l'oreille préalablement mis à découvert, par un courant galvanique, l'électricité produisait un ébranlement général de tous les osselets de l'ouïe.

Avant d'aller plus loin, indiquons le procédé opératoire, et donnons la description des phénomènes observés pendant cette petite opération.

Procédé opératoire. — La tête étant inclinée de manière à placer dans une direction perpendiculaire le conduit auditif externe, on injecte dans ce dernier une quantité d'eau suffisante pour remplir sa première moitié. Si le conduit auditif était entièrement rempli d'eau, l'excitation, à un degré plus élevé, atteindrait le rameau temporal de la cinquième paire, et le nerf facial, qui, à sa sortie du trou stylo-mastoïdien, se trouve à 4 ou 5 millimètres de distance de la portion cartilagineuse de ce conduit. On plonge ensuite dans celui-ci un fil métallique, ayant soin de ne pas le mettre en contact avec la membrane du tympan ou avec les parois du conduit auditif. Après avoir attendu que l'espèce de bourdonnement produit par l'impression du liquide sur la membrane du tympan ait disparu, on met l'excitateur auriculaire en rapport avec un des conducteurs d'un appareil d'induction ; et l'on ferme le courant en plaçant sur la nuque un excitateur humide (une éponge humide enfoncée dans un cylindre), qui lui-même communique avec le second conducteur de cet appareil. L'appareil qui sert à ces expériences doit être approprié à la délicatesse de l'organe sur lequel on agit, c'est-à-dire que le minimum de sa puissance doit être à peine appréciable en appliquant les excitateurs métalliques sur l'extrémité de la langue, et qu'il doit pouvoir se graduer avec précision et sur une échelle d'une grande étendue.

Description des phénomènes observés pendant l'opération.

L'appareil étant gradué au minimum, on perçoit, à l'instant même où a lieu l'intermittence du courant, un petit bruit sec parcheminé au fond du conduit auditif externe ; avec des intermittences très-rapides, ces bruits se rapprochent au point d'imiter celui qui est produit par le battement des ailes d'une mouche qui vole entre une vitre et un rideau. A ces phénomènes s'ajoute une sensation de chatouillement quand le graduateur marque 4 à 5 millimètres; et à 8 ou 10 millimètres, le chatouillement est remplacé par une douleur qui devient de plus en plus vive. « Lorsque le graduateur de mon appareil marqua 25 à 30 millimètres, j'éprouvai très-nettement, dit M. Duchenne, un chatouillement dans le côté droit de la langue et à la réunion de son tiers postérieur avec son tiers moyen. Elevant encore par millimètres l'intensité du courant, je sentis le chatouillement gagner progressivement la pointe de la langue, où j'éprouvai un engourdissement et un picotement désagréable qui n'alla pas jusqu'à la douleur. »

Puisque, en excitant les nerfs de l'oreille chez un individu qui a conservé l'intégrité complète des fonctions de l'ouïe, on provoque à la pointe de la langue une sensation gustative et une douleur assez vive, il était naturel de rechercher si chez les individus atteints de surdité on pouvait constater un pareil phénomène. Je commençai ces expériences dans le courant de l'année 1855, et je les ai depuis lors continuées.

Je reconnus d'abord qu'il était un certain nombre d'individus sourds depuis plus ou moins longtemps et qui, malgré leur affection, percevaient très-distinctement, sous l'influence de l'électricité, cette douleur de la pointe de la langue, tandis qu'il en était d'autres chez qui ce signe manquait d'une manière complète.

En présence de pareils résultats, il était utile de rechercher si les traitements locaux et généraux devaient modifier les surdités des malades placés dans la première catégorie, et si ces traitements devaient être sans action sur les autres.

Les expériences entreprises dans ce but, et qui ont été suivies par plusieurs de mes confrères, me permettent d'avancer que les surdités dans lesquelles on peut constater la douleur à la pointe de la langue sous l'influence de l'électricité, peuvent être guéries ou notablement améliorées, tandis que les surdités dans lesquelles on ne peut constater ce phénomène physiologique sont incurables.

Des surdités dans lesquelles on peut constater, sous l'influence de l'électricité, la douleur à la pointe de la langue.

Ire obs. — En 1855, je fus consulté par un Monsieur sourd depuis sept ans, et qui jusqu'alors avait inutilement subi de nombreux traitements. D'un tempérament nerveux et affecté depuis longtemps de rhumatisme, ce malade, qui avait vu successivement son ouïe s'affaiblir de plus en plus, était arrivé à un état tel de surdité, qu'il n'entendait plus la montre appliquée sur le pavillon de chacune de ses oreilles. Successivement traité à Paris et à Vienne, il n'avait éprouvé de ses nombreux traitements aucune amélioration. Excision des amygdales, saléthérisme de la trompe d'Eustache, cautérisation avec la potasse derrière les oreilles, médications générales destinées à combattre l'élément nerveux et rhumatismal, tous ces moyens avaient échoué. Comme il n'existait aucune lésion dans le conduit auditif externe ni dans l'intérieur de la trompe d'Eustache, je songeai à employer chez ce malade l'électricité. Je n'eus pas plus tôt fait traverser ses oreilles par un courant galvanique, qu'il ressentit une très-forte douleur sur les bords et à la pointe de la langue ; et quel ne fut pas mon étonnement lorsque le lendemain, en venant me rendre visite, il m'accusa une amélioration très-marquée, puisqu'il avait pu entendre sonner sa pendule. Je soumis ce malade à la même médication pendant une quinzaine de jours. Chaque séance durait environ cinq minutes. L'ouïe s'améliora de plus en plus, puisque, au bout de ce laps de temps, ce malade pouvait suivre avec facilité une conversation, résultat inestimable pour lui qui s'était déjà relégué des affaires, tant son infirmité lui était préjudiciable.

IIme obs. — En décembre 1856, je fus consulté par un malade qui, à la suite d'une affection syphilitique et de violents chagrins, avait perdu, depuis près de dix ans, l'ouïe du côté gauche. En proie à des douleurs de tête violentes et à des bourdonnements continuels dans l'oreille malade, il lui était matériellement impossible d'entendre du côté affecté, non seulement les battements de la montre appliquée contre l'oreille, mais même le moindre son, à moins, toutefois, qu'on ne criât très-fort et près de lui. J'employai l'électricité, et ayant reconnu, à son aide, que le malade percevait une douleur très-vive à la pointe de la langue lorsque je faisais traverser son oreille par un courant électrique, je crus pouvoir tenter la cure de cet homme. En conséquence, je prescrivis à l'intérieur un traitement anti-syphilitique par des tisanes dépuratives, l'iodure de potassium, le chlorure d'or, combinés avec des purgatifs salins, et je pratiquai comme médication locale une cautérisation profonde de l'apophyse mastoïde, telle que l'a conseillée M. Bonnet, de Lyon ; je fus assez heureux pour obtenir, sinon la guérison complète de cette surdité, du moins une amélioration tellement marquée, que cet homme pouvait, trois mois après le début de ce traitement, entendre parfaitement sa montre à un mètre de distance et suivre parfaitement une conversation à voix basse. L'amélioration ne s'est pas démentie, elle n'a été même qu'en augmentant, puisque, à son retour de Louèsche, en août 1857, il entendait presque aussi bien de l'oreille primitivement affectée que de celle qui n'avait jamais été malade.

IIIme obs. — En avril 1857, je fus consulté par une dame âgée de trente ans, qui depuis un an environ était sujette à des bourdonnements d'oreille très-violents et à un affaiblissement de l'ouïe du côté droit, tel, qu'elle ne pouvait presque plus suivre aucune conversation ni entendre les battements de la montre appliquée sur le pavillon de son oreille. Je constatai chez cette dame, à l'exploration électrique, cette douleur caractéristique de la pointe de la langue. Comme cette malade était douée d'un tempérament éminemment nerveux, et que la surdité avait apparu à la suite de crises hystériques violentes, je prescrivis l'emploi de pilules de Méglin, et je pratiquai des insufflations d'éther dans l'intérieur de l'oreille moyenne ; sous l'influence de cette médication locale et générale, continuée pendant un mois environ, je fus assez heureux pour faire cesser en grande partie les bourdonnements et pour permettre à cette dame d'entendre les battements de la montre placée à sept centimètres environ du pavillon de son oreille.

IVme obs. — En mai 1857, un homme d'environ quarante-cinq ans, vint me consulter pour un bourdonnement violent qu'il ressentait depuis six mois dans l'intérieur de l'oreille gauche avec diminution notable de l'ouïe. Cette maladie était survenue à la suite de l'impression d'un froid humide, et s'aggravait tellement, que lorsque le malade vint réclamer mes soins, il n'entendait plus les sons que d'une manière très-confuse. Je reconnus chez lui la douleur caractéristique de la base de la langue. Je prescrivis, comme traitement général de l'affection rhumatismale, des bains sulfureux et l'emploi du colchique d'automne ; j'ordonnai des frictions derrière les oreilles avec la pommade stibiée, et je pratiquai, pendant huit jours consécutifs, des insufflations d'éther dans l'intérieur de l'oreille moyenne, en introduisant une sonde dans l'intérieur de la trompe d'Eustache. Comme chez les autres malades précédemment cités, j'obtins une notable amélioration.

Vᵐᵉ OBS. — Enfin, chez un malade qui m'a été adressé par M. le docteur Robin, de la Côte-Saint-André, j'ai constaté le signe en question, et, après lui avoir prescrit un traitement général anti-rhumatismal et l'emploi de pommades irritantes derrière les oreilles, j'ai appris qu'un mois après le début de ce traitement, ce malade éprouvait une petite amélioration.

Dans la première des deux observations citées par M. Duchenne et dans lesquelles l'électricité a produit des résultats heureux, il est dit que le malade perçut distinctement la douleur caractéristique de la langue : M. Duchenne ne nous indiquant point dans la seconde observation si le patient ressentit ce phénomène physiologique, il nous est impossible de tirer de ce dernier fait une interprétation favorable ou défavorable aux idées que nous défendons actuellement.

Des surdités dans lesquelles on ne peut constater, sous l'influence de l'électricité, la douleur à la pointe de la langue.

Les cas de surdité dans lesquels je n'ai point rencontré, au début, la douleur caractéristique de la langue sous l'influence de l'électricité, sont fort nombreux. Chez tous, je n'ai pu obtenir aucune guérison ni même aucune amélioration marquée. C'est ainsi, par exemple, que chez M. X., sourd depuis une dizaine d'années et à bout de toute espèce de traitements, j'ai pratiqué sans succès de profondes cautérisations derrière les apophyses mastoïdes ; chez d'autres, indépendamment de traitements généraux appropriés, j'ai fait des insufflations d'éther ; chez d'autres, j'ai fait usage de l'électricité, sans obtenir le moindre résultat de ces diverses médications. Je suis si peu encouragé, vu les insuccès continuels, que j'ai obtenus chez les sourds qui ne m'ont point présenté, à l'exploration, le signe caractéristique que je cherche à mettre en évidence dans ce Mémoire, qu'aujourd'hui je me refuse d'une manière complète à traiter ceux dont les surdités sont déjà anciennes et qui ne me présentent point, à l'exploration électrique, la sensation particulière que l'on perçoit physiologiquement à la pointe de la langue. Dernièrement encore, sollicité à donner mes soins à des sourds qui avaient été témoins des résultats heureux que j'avais obtenus, j'ai entrepris, à leurs sollicitations pressantes, après avoir constaté chez eux l'absence du symptôme en question, des traitements de diverse nature, et, malgré tous mes efforts, je n'ai pu obtenir aucune espèce d'amélioration. Enfin, chez un de mes honorables confrères, sourd depuis plus de vingt-cinq ans et considéré par lui et par ceux qui l'avaient traité, comme tout à fait incurable, j'ai trouvé, comme chez les autres, cette absence de la douleur à la langue sous l'influence de l'électricité.

Il y a environ deux mois qu'un malade, âgé de vingt-neuf ans, vint me consulter pour une surdité consécutive à une affection syphilitique. Depuis environ six mois, il n'entendait presque rien du côté gauche. Un examen superficiel de l'intérieur du conduit auditif externe ne m'ayant révélé aucune altération, je soumis ce malade au galvanisme, afin de constater s'il percevait encore la sensation douloureuse de la pointe de la langue. Etonné de ce que le malade, qui était sourd depuis si peu de temps, n'éprouvait point cette douleur caractéristique, j'examinai de nouveau l'intérieur du conduit auditif, et je constatai, tout à fait au niveau de la membrane du tympan, une carie de l'os temporal. Evidemment, chez ce malade, la lésion grave qui existait dans l'intérieur de l'oreille, avait dû léser les nerfs et produire consécutivement une surdité incurable.

Après avoir acquis la conviction, d'après les faits que je viens d'exposer, que les sourds incurables n'éprouvent point la douleur caractéristique de la langue sous l'influence du galvanisme, j'ai voulu rechercher l'action physiologique de l'électricité sur les sourds et muets. Je n'ai, jusqu'ici, eu que deux fois l'occasion de renouveler cette expérience : Eh bien ! sans vouloir cependant tirer de ces deux faits une interprétation favorable à mes idées je dirai que la douleur perçue à la langue sous l'influence de l'électricité manquait complètement chez eux.

Pour donner plus de valeur aux recherches cliniques que je viens de faire connaître, il me faudrait maintenant produire des faits nécroscopiques qui montreraient que, dans les cas où les malades n'ont point perçu cette sensation caractéristique de la langue, on a pu constater, à l'autopsie, des altérations de la corde du tympan et des nerfs de l'intérieur de l'oreille ; mais n'ayant pas eu encore l'occasion de faire l'autopsie des sourds préalablement soumis aux expériences citées plus haut, il m'est impossible d'appuyer mes idées par des résultats cadavériques.

Cependant, si l'on consulte les ouvrages de ceux qui ont écrit sur l'anatomie pathologique de la surdité, on peut, ce me semble, avancer *à priori* que chez les sourds qui ne présentent point le signe pathognomonique en question, il existe des altérations et des destructions des nerfs de l'ouïe. En effet, en parcourant les ouvrages d'Itard, de MM. Ménière, Krammer, et Triquet, j'ai vu que, dans la surdi-mutité et dans les surdités dites incurables, toutes les fois qu'il a été mention, dans l'anatomie pathologique, de la corde du tympan et des nerfs de l'intérieur de l'oreille, j'ai vu, dis-je, que cette corde et les nerfs se présentaient alors tantôt enflammés, ramollis, ou n'existaient plus. Ainsi, pour ne citer que quelques exemples,

chez un malade qui avait présenté, durant sa vie, des symptômes de surdité nerveuse , M. Triquet (1) a trouvé entre
autres, à l'autopsie , la corde du tympan ramollie et pul-
peuse, et les nerfs qui concourent à former l'anastomose
de Jacobson complètement détruits.

Itard (2) s'est assuré, en examinant l'oreille d'un sourd
et muet, qu'elle était dépourvue de membranes du
tympan, et que la caisse, vide de ses osselets, se confon-
dait avec le conduit auditif. Dans un autre cas, chez un
sourd-muet qui avait perdu l'ouïe en bas âge à la suite
d'un long écoulement de pus, il a vu , à l'autopsie, toutes
les sinuosités et les cavités de l'oreille détruites et confon-
dues en une seule qui ne formait plus qu'un cul-de-sac au
rocher. Enfin , chez un sourd et muet de quinze ans,
M. Triquet (3) a constaté , à l'autopsie , que la corde du
tympan manquait complètement.

Les expériences que je viens de faire connaître m'auto-
risent donc à penser que la sensation de gustation et la
douleur perçues à la pointe de la langue, sous l'influence
du galvanisme, par les individus atteints de surdité, peuvent être de quelque valeur dans le pronostic des maladies
de l'oreille. Si ceux qui les renouvelleront arrivent aux résultats que j'ai obtenus , nul doute qu'elles ne puissent
servir à faire progresser la thérapeutique de ces affections.

(1) Triquet. *Maladies de l'oreille*, p. 380.
(2) Tome i , page 315.
(3) Voyez *Bulletin de l'Académie*, 6 mai 1856.

www.ingramcontent.com/pod-product-compliance
Lightning Source LLC
LaVergne TN
LVHW021809030726
842523LV00003B/1303